3.

ANALYSE
DE L'EAU
DE PONT-DE-VESLE,

VILLE SITUÉE EN BRESSE,

A ENVIRON UNE LIEUE SUD-EST DE MACON.

Par le Médecin MARET, *Associé regnicole de la Société royale de Médecine, Secrétaire perpétuel de l'Académie des Sciences, Arts & Belles-Lettres de Dijon, &c.*

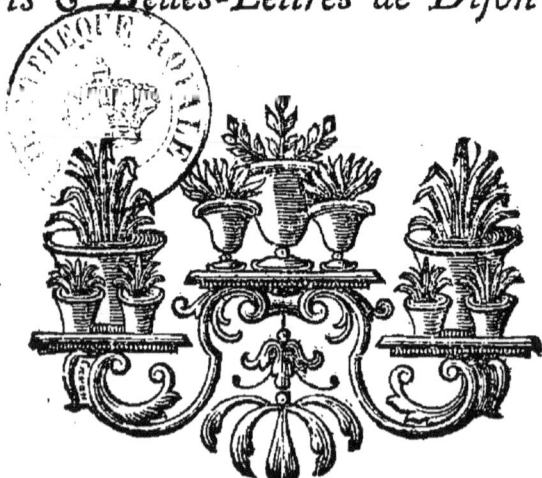

À DIJON,

Chez L. N. FRANTIN, Imprimeur du Roi & du College.

M. DCC. LXXIX.

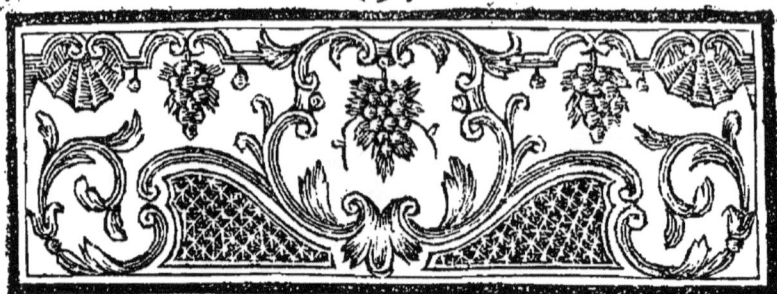

ANALYSE

DE L'EAU

DE PONT-DE-VESLE.

C'EST sur les lieux mêmes qu'on peut se promettre de faire une analyse concluante des eaux minérales, parce que leur transport occasionne souvent la perte d'une partie de leurs principes, soit à raison de la volatilité de quelques-uns d'entr'eux, soit à raison du peu d'adhérence des fixes aux intermedes qui en favorisoient la dissolution.

Celle que je donne aujourd'hui, a été faite à plus de trente lieues de la source; elle pourroit donc ne pas inspirer beaucoup de confiance : mais j'ose espérer que la maniere dont j'ai procédé à cette analyse, engagera à lui en accorder.

Je ne me fuis pas contenté de foumettre à des épreuves très-variées & très-
multipliées, cinquante - fix pintes de cette
eau, mefure de Paris ; j'ai encore opéré
fur fix gros & dix - neuf grains de réfidu, obtenu en différens temps par l'évaporation de foixante & douze pintes de
cette eau, pouffée jufqu'à ficcité, fur les
lieux mêmes, & qui m'ont été envoyés par
M. Revillon fils, Docteur en Médecine,
& Correfpondant de l'Académie à Mâcon.

Je dois au zele du même Académicien,
à celui de M. de la Falconniere, Proprié-
taire de la fontaine, & à celui de M. de
Morveau, qui fe tranfporta à Pont-de-Vefle
au mois de Septembre dernier, l'avantage
de pouvoir donner, fur le fite de la fontaine, fur la nature du terrein d'où l'eau
jaillit, fur les phénomenes que cette eau
préfente, les obfervations les plus capables
d'éclairer fur fes qualités. Je dois encore à
leur zele celui de pouvoir faire mention
du réfultat de différentes expériences faites
en différens temps avec les réactifs & la
veffie vuide, fur de l'eau récemment puifée.

La fontaine qui fournit cette eau, eft
connue fous le nom de fontaine de Saint-
Jean, & depuis long-temps le peuple des
environs la défigne fous celui de fontaine
de fer. Elle eft fituée dans un petit vallon,

environ à un quart de lieue E.-N-E. de
Pont-de-Vefle, & coule de l'E. à l'O. La
fource eft très-abondante, & pourroit four-
nir chaque jour plufieurs muids d'eau, &
jette des paillettes noires, qui quelquefois
couvrent toute fa furface.

Son baffin a quatre pieds & demi de
profondeur, & l'eau y eft apportée par
trois jets égaux, qui partent de fon fond,
s'élevent en ligne droite, & paroiffent
avoir un pouce de diametre.

A cent pas environ de cette fontaine,
il y en a une dont le baffin eft rond, & le
fond fi meuble, qu'on y enfonce avec ai-
fance une perche longue de dix-fept pieds.
Il eft probable que fon eau eft de même
nature que celle de la fontaine S. Jean.

Le fol qui les avoifine l'une & l'autre,
eft fablonneux. La végétation y eft vigou-
reufe. Les plantes graminées qui croiffent
fur leurs bords, font fortes & d'une belle
couleur, & les peupliers qui les entourent,
font très-beaux & très-élevés.

L'eau dont je donne l'analyfe, eft claire
& limpide; elle n'eft ni fumante, ni pétillante, ni acidule. Son odeur & fa faveur
font celles de l'eau dans laquelle on a
plongé du fer rougi au feu; odeur & faveur qu'elle perd peu de temps après avoir

été puifée, & alors cette eau eft inodore & prefque abfolument infipide.

On voit fouvent la furface de la fontaine couverte d'une pellicule gorge-de-pigeon, & l'eau dépofe fur fes bords & dans le canal par où elle s'écoule, une fubftance jaunâtre, que les épreuves auxquelles je l'ai foumife, m'autorifent à donner pour ochreufe.

La température de cette eau la range parmi les eaux froides. M. Revillon y a plongé, dans les premiers jours d'Avril 1778, un thermometre fait d'après les principes de Reaumur. La liqueur de cet inftrument étoit en plein air, à 16 dégrés $\frac{3}{4}$; elle defcendit, en quatre minutes d'immerfion du thermometre, à dix; & en feize, à 7 ^{d} $\frac{1}{2}$. Cette expérience a été répétée par M. de Morveau, le 26 Septembre de la même année: le thermometre marquoit à l'air 20 ^{d} $\frac{1}{2}$, & quinze minutes d'immerfion en firent defcendre la liqueur à 12 ^{d}.

Sa pefanteur appréciée par un pefe-liqueur de M. Baumé, differe peu de celle de l'eau diftillée: elle eft comme 115 : 113.

Cette eau n'étant ni pétillante, ni acidule, il paroiffoit fuperflu de chercher à s'affurer fi elle ne contenoit pas de gaz ou air fixe. Mais pour ne rien négliger de ce qui pouvôit en faire connoître la nature, on l'a foumife à toutes les expériences capables de décel·er la préfence de ce gaz.

On a bouché avec le pouce une bouteille prefque entiérement remplie de cette eau ; on l'a agitée, & l'éloignement ménagé du pouce n'a produit aucun fifflement.

Une autre bouteille pleine de la même eau, a été coëffée d'une veffie affouplie & vuide d'air. On l'a laiffée en expérience pendant un jour entier, & la veffie ne s'eft pas diftendue fenfiblement ; cependant il paroiffoit s'y être raffemblé quelques bulles d'air, & ces bulles, pouffées fur l'eau de chaux, l'ont blanchie.

Le fimple mélange de l'eau de chaux avec l'eau récemment puifée, a blanchi fur-le-champ ; mais une nouvelle addition d'eau a fait difparoître cette blancheur.

On a mis de cette eau dans un alambic tubulé. La tubulure a été bouchée par une piéce d'argent, & l'on a verfé de l'eau de chaux dans le ballon qui a été adapté au bec de l'alambic.

Dès que l'eau a commencé à s'échauffer, on a vu s'élever des bulles à fa furface, qui, en crevant, abandonnoient des molécules concretes, dont la précipitation fuivoit de près l'apparition ; & la terre calcaire, tenue en diffolution dans l'eau de chaux du ballon, a été revivifiée. La piéce d'argent qui bouchoit la tubulure, n'a point été attaquée, & a confervé fa blancheur.

Ces expériences, que j'ai répétées dans le laboratoire de l'Académie, m'ont donné les mêmes réfultats : elles prouvent que l'eau de Pont-de-Vefle ne contient point de foie de foufre ; mais que fi elle n'a point d'air fixe dans cet état d'excès qui caractérife les eaux gazeufes, elle n'en eft pas entiérement dépourvue, & que quelques-uns des principes qui la conftituent minérale, y font en diffolution par l'intermede de ce gaz.

Cette premiere découverte rend raifon de la formation de la pellicule qui recouvre la fontaine, du dépôt obfervé fur fes bords & dans le canal par où l'eau s'écoule, de la perte rapide de fon odeur, & de fa faveur ferrugineufe. On voit par-là pourquoi cette eau forme à la longue de légers dépôts dans les bouteilles, & l'on fent que l'évaporation du gaz, produite par l'action de l'air extérieur & par la feule chaleur de l'athmofphere, eft la caufe de ces effets. La différence des phénomenes qu'a préfentés l'action des réactifs fur de l'eau récemment ou anciennement puifée, s'expliquera aifément par le même moyen.

Dans l'une & dans l'autre de ces circonftances , le favon n'a point été diffous dans l'eau de Pont-de-Vefle , même à l'aide de la trituration , & il s'y eft grummelé.

Mais l'eau récemment puifée , a pris fur-le-champ une couleur rougeâtre vineufe , par le mélange de l'infufion de noix de galles ; tandis que celle fur laquelle j'ai opéré , n'a acquis par ce mélange qu'une nuance brunâtre.

La premiere a changé fubitement le bleu du firop de violettes en un verd affez foncé ; & quoique l'autre l'ait également coloré en verd , ce changement étoit foible.

L'huile de tartre , par défaillance , a caufé dans toutes deux un précipité blanc , qui a bruni en peu de temps.

L'alkali volatil a donné à l'eau un œil d'un blanc louche , & il s'eft fait à la longue un précipité blanc , peu abondant , qui s'eft attaché aux parois du verre.

L'alkali faturé de la matiere colorante du bleu de Pruffe , n'a communiqué d'abord à l'eau qu'une nuance de verd de prés ; mais l'addition de quelques gouttes d'acide vitriolique a fucceffivement foncé la liqueur , & il y a eu uu précipité de bleu de Pruffe.

L'huile de chaux , dans les premiers momens , n'a point troublé la tranfparence de l'eau ; mais après vingt-quatre heures , il s'étoit fait contre les parois du verre, une très-légere incruftation blanchâtre.

La diffolution nitreufe d'argent a été pré-cipitée fur-le-champ en blanc. Le précipité a noirci peu de temps après. La liqueur s'eft couverte d'une pellicule argentine, & l'évaporation, pouffée à ficcité, a laiffé fur les parois du verre, une incruftation ayant le brillant métallique.

Ces quatre dernieres épreuves n'ont été faites que fur de l'eau puifée depuis trois femaines, & tranfportée. Il eft probable qu'elles auroient produit des effets diffé-rens, fi l'on y avoit foumis de l'eau récem-ment tirée. Ce qui autorife à le préfumer, eft que la diffolution mercurielle, verfée dans l'une & dans l'autre de ces eaux, a donné des précipités un peu différens.

Dans la plus récente, le précipité étoit d'un jaune affez foncé : il étoit, dans l'au-tre, d'un jaune pâle tirant fur le blanc.

Le réfultat de ces différentes épreuves prouve que l'eau de Pont-de-Vefle eft réellement minérale.

Celles du favon & des alkalis fixe & volatil, indiquent la préfence d'un fel ter-reux ; & la différence des précipités par ces deux efpeces d'alkalis, annonce que ce fel n'eft pas purement calcaire, & que l'eau analyfée contient plus d'une efpece de terre. La suite de l'analyse a juſtifié cette conjecture.

Si la nuance verte donnée au ſirop de violettes par le mélange de cette eau, pouvoit y faire ſoupçonner un alkali, la foibleſſe de cette nuance, obtenue par celui de l'eau repoſée, doit affoiblir ce ſoupçon. En effet, l'alkali n'étant pas du nombre de ces principes qui s'évaporent ou ſe dépoſent, l'eau auroit dû verdir également le ſirop de violettes, dans le laboratoire comme ſur les bords de ſa source. Cette différence annonce donc une autre cauſe de l'effet obſervé, & cette cauſe n'eſt pas difficile à reconnoître, quand on ſait que le verd eſt ſouvent formé par le mélange du bleu & du jaune; que la terre martiale eſt jaune, que l'eau de Pont-de-Veſle en contient & en perd à la longue une partie.

La préſence du fer dans cette eau, & la diminution de ſa quantité par le tranſport, ſont encore prouvées par la nuance rougeâtre que lui a donnée près de ſa source, l'infuſion de noix de galles, & par la nuance brune que le même mélange a pris dans l'eau tranſportée.

On doit tirer la même conſéquence du bleu de Pruſſe précipité par l'alkali phlogiſtiqué, & des phénomenes que préſente la précipitation de la même eau par les

diſſolutions des nitres lunaires & mercu-
riels.

La ſuite de cette analyſe, en prouvant
que l'eau de Pont-de-Veſſe ne contient
point de ſels vitrioliques, démontrera qu'on
doit attribuer à la terre martiale la couleur
jaune du précipité mercuriel ; & la pâleur
de ce précipité dans l'eau anciennement
puiſée, eſt encore une preuve de l'influence
de cette terre ſur la couleur de ce précipité.

C'eſt de même à la préſence d'une terre
martiale qu'eſt due la couleur brune du
précipité lunaire. La pellicule argentine
qui s'eſt formée à la ſurface du mélange,
& l'enduit métallique du vaſe, indiquent
l'état où le fer ſe trouve dans ces eaux. M.
Monnet a déjà obſervé que ce métal, quoique diffous (1), conſerve quelquefois une
portion de ſon phlogiſtique ; & la réduc-
tion de l'argent dans cette expérience,
prouve que tel eſt l'état du fer dans l'eau
de Pont-de-Veſſe. On verra dans le détail
des expériences faites ſur le réſidu de cette
eau, quelques faits qui confirment cette
remarque.

Il réſulte donc de l'action des réactifs ſur
'eau de Pont-de-Veſſe, qu'elle contient

_____

(1) Traité des Eaux minérales, p. 118.

des fels terreux & martial. On peut même;
par le réfultat de quelques-unes des expériences citées, prendre une idée de la nature particuliere de ces fels. L'expofition
des produits de l'analyfe par le feu, ache-
vera de fixer celle qu'on doit en prendre;
& l'évaluation de la quantité des minéraux
contenus dans cette eau, conduira à la
connoiffance des maladies dans lefquelles
il eft à préfumer qu'elle fera employée avec
fuccès.

J'ai mis en évaporation à différentes fois,
dans le laboratoire de l'Académie, cin-
quante-fix pintes, mefure de Paris, de
cette eau, j'ai eu deux cents quatre-vingts
grains d'un dépôt qui s'eft parfaitement
defféché fur le filtre, & cinquante-quatre
grains environ de dépôt déliquefcent, en
tout trois cents trente-quatre grains, ou
quatre gros & quarante-fix grains; ce qui
donne, pour chaque pinte, cinq grains
treize quatorziemes, dont environ un grain
de dépôt déliquefcent.

Les dépôts qui m'avoient été envoyés,
& qui étoient le produit de l'évaporation
à ficcité de foixante & douze pintes de la
même eau, dépôts dans lefquels le fec &
le déliquefcent étoient confondus, pefoient
quatre cents cinquante-un grains & plus,
ou fix gros dix-neuf grains & plus. Le

lavage de ces dépôts les a réduits à trois
cents quatre-vingt-deux grains & demi;
d'où il faut conclure que le dépôt déliquefcent étoit de soixante-neuf grains & un peu
plus; qu'ainsi il se trouvoit dans la même
proportion que dans les eaux que j'ai examinées. Enfin, que chaque pinte de l'eau
évaporée a donné six grains trois quatorziemes de substances minérales.

Cette différence dans les produits, quel-
que peu considérable qu'elle soit, prouve
que l'eau de Pont-de-Vesle perd quelques-
uns de ses principes fixes, dans le transf-
port; & comme il est resté sur les filtres
à travers lesquels j'ai fait passer les eaux
avant de les exposer à l'évaporation, une
portion ochreuse, on peut en conclure que
la perte consiste en terre martiale. Le ré-
sultat des expériences dont je vais rendre
compte, fortifie cette conjecture.

La quantité des substances minérales que
contient l'eau de Pont-de-Vesle, est si peu
considérable, qu'en rapprochant cette eau
de la qualité des eaux pures, il sembleroit
d'abord qu'on devroit borner son efficacité
à celle des eaux de ce genre. Mais plusieurs
des eaux les plus renommées n'en sont pas
plus chargées, il en est même qui en contiennent beaucoup moins; par exemple,
il n'y a que deux grains & un quart de

fubftances minérales dans les eaux de for-
ges. D'ailleurs la nature des principes qui
font en diffolution dans celle que j'ai analyfée , l'affimile à quelques-unes de ces
eaux , de maniere à la rendre d'autant plus
intéreffante , qu'elles font très-éloignées de
notre Province , & qu'on pourra leur fub-
ftituer celle-ci.

J'ai commencé par filtrer l'eau que je
voulois foumettre à l'évaporation ; il eft
refté fur le filtre une matiere ochreufe brunâtre , qui , mife fur le feu dans une cuiller
de fer , après avoir été arrofée d'huile , a
noirci & a été attirable à l'aimant.

Dès que l'eau , mife en évaporation , a
eu acquis une chaleur d'à peu près qua-
rante dégrés , il s'eft élevé du fond du vaif-
feau évaporatoire , des bulles qui crevoient
à la furface de la liqueur , & il s'eft formé
une pellicule de diverfes couleurs , qui n'a
pas tardé à fe précipiter. Les molécules qui
la formoient , craquoient fous la dent , &,
examinées au microfcope , n'avoient aucune figure déterminée , & préfentoient un
mélange de noir & de jaune.

A mefure que la chaleur de l'eau aug-
mentoit , les bulles devenoient plus fré-
quentes , & la précipitation de la pellicule
plus rapide.

Quand l'eau a été réduite à fa douzieme

partie environ, elle a été filtrée, & elle a été exposée au froid & à l'air libre, pour favoriser la cryſtalliſation, s'il s'y trouvoit quelques ſubſtances cryſtalliſables ; & comme après pluſieurs jours de repos, il ne s'eſt point montré de cryſtaux, l'eau a été remiſe ſur le feu, & concentrée juſqu'à la réduire en conſiſtance preſque ſirupeuſe. Pendant cette nouvelle évaporation, les bulles ont continué à s'élever, & il s'eſt fait un précipité de moins en moins abondant. Ce précipité, recueilli ſur un filtre quand on a vu qu'il ne s'en faiſoit plus, étoit d'un gris très-approchant du blanc; on n'y appercevoit plus rien de brun. L'évaporation a été pouſſée enſuite à ſiccité, tantôt à l'air libre, tantôt au bain de ſable, dans des capſules de verre. Le fond des capſules étoit couvert d'une zône brunâtre, & au centre étoit un dépôt blanc pulvérulent.

Tous ces procédés ont prouvé que l'eau de Pont-de-Veſle ne contenoit aucun ſel à baſe alkaline; & pour connoître la nature des réſidus de l'évaporation, j'ai examiné ſéparément celui que l'eau avoit donné avant l'exſiccation, & celui qui incruſtoit les capſules où l'évaporation avoit été terminée.

J'ai détaché d'abord le dépôt pulvérulent & blanc qui étoit au centre ; j'ai verſé

deſſus de l'acide acéteux, il a été preſque
entiérement diſſous, & la diſſolution filtrée, il n'eſt reſté ſur le filtre qu'un peu de
terre blanchâtre, ſur laquelle j'ai verſé de
l'acide nitreux, mais elle eſt reſtée inſoluble; elle a été lavée, & après filtration
& deſſéchement ſur le filtre, cette même
terre a été expoſée à l'action de l'acide vitriolique, qui l'a preſque entiérement diſſoute. Cette diſſolution, étendue dans de
l'eau & évaporée, a donné un ſel dont il
n'étoit pas poſſible de déterminer la figure;
mais qui, mis ſur le feu, ſe bourſouffloit
comme l'alun.

La diſſolution par l'acide acéteux a été
précipitée par l'alkali fixe, & a donné un
précipité terreux très-blanc. L'alkali phlogiſtiqué n'a point produit de bleu de Pruſſe.

Le réſidu brun étoit déliqueſcent, amer
au goût, & un peu lixiviel. Une portion
de ce réſidu a été diſſoute, & la diſſolution, mêlée à du ſirop de violettes, n'en a
point changé la couleur.

J'ai verſé ſur une portion du même réſidu, de l'acide vitriolique; il s'en eſt élevé
une vapeur ſenſible d'acide marin.

Une autre portion du même réſidu, diſſoute dans l'eau, a précipité en blanc la
diſſolution nitreuſe mercurielle.

L'alkali fixe en a précipité une terre

B

blanchâtre un peu terne, & l'alkali phlogiftiqué n'a d'abord donné à la liqueur
qu'une couleur verdâtre; mais l'addition
de quelques gouttes d'acide vitriolique a
fait précipiter un peu de bleu de Pruffe.

On voit par le réfultat de ces épreuves,
que le dépôt blanc étoit une terre proba-
blement calcaire, mêlée d'un peu de terre
argileufe.

Que dans le dépôt brun il n'y avoit
point d'alkali, mais un fel marin terreux,
que l'on peut foupçonner furcompofé, &
contenir une terre calcaire & une terre
martiale. Le peu de blancheur du précipité
obtenu par l'alkali fixe, & le bleu de Pruffe
qu'a donné l'alkali phlogiftiqué, autorifent
ce foupçon; & fi je n'affirme pas que c'étoit
réellement un fel terréo-martial, c'eft parce
que l'alkali phlogiftiqué, dont je me fuis
fervi, avoit été faturé de la matiere colorante du bleu de Pruffe, & que j'ai em-
ployé l'acide vitriolique. On fait que l'un
& l'autre de ces réactifs contiennent quelquefois des atomes de terre martiale, qui
peuvent en impofer. Je ne fis cette réflexion
que dans un moment où je ne pouvois plus
répéter les épreuves, du moins avec l'acide
nitreux.

A l'examen de ce dépôt a fuccédé celui
du dépôt fec, obtenu dans le commence-

ment de l'évaporation, & jufqu'au moment où le reftant de l'eau a été pouffé à ficcité.

Ce dépôt étoit grisâtre & parfemé de paillettes noirâtres. Il a toujours eu la même apparence dans les différentes évaporations que j'ai faites, & celui que M. Revillon m'a envoyé, lui étoit parfaitement femblable. Mais le barreau aimanté n'a pas produit les mêmes phénomenes en le préfentant à tous. Dans les uns il y a eu des paillettes attirées, & dans les autres il n'y a point eu d'attraction affez marquée, pour pouvoir prononcer abfolument fur l'état du fer qui en faifoit partie. Cette épreuve cependant venant à l'appui du réfultat de la précipitation du nitre lunaire dont il a été fait mention, me paroît fuffifante pour engager à croire que dans l'eau de Pont-de-Vefle, le fer eft réellement pourvu d'une partie de fon phlogiftique, & dans un état d'æthiops martial.

J'ai fait bouillir une portion de ce réfidu dans de l'eau diftillée, & après avoir filtré la lotion & fait deffécher la poudre reftante, j'en ai retrouvé, à très-peu de chofe près, le même poids. L'eau qui avoit paffé à travers le filtre, a été mêlée à de l'alkali fixe; elle ne s'eft point troublée, & il n'y a eu aucun dépôt.

J'ai verfé de l'acide acéteux fur le réfidu

ainſi lavé ; il y a eu effervefcence vive &
diſſolution d'une très-grande partie de ce
réſidu. La liqueur filtrée, il y a eu ſur le
filtre un peu plus d'un ſixieme d'une terre
jaunâtre. Ce réſidu a été lavé, puis diſſous
par de l'eſprit de nitre ; il eſt reſté quelques
grains de terre griſâtre inſoluble.

La diſſolution par l'acide nitreux a donné
du bleu de Pruſſe avec l'alkali phlogiſtiqué, un précipité jaunâtre avec l'alkali
fixe, & un précipité noir avec l'alkali volatil fluor.

L'alkali phlogiſtiqué n'a point donné de
bleu de Pruſſe dans la diſſolution acéteuſe.

L'alkali volatil-fluor a cauſé un précipité
blanc terreux, & l'alkali fixe un précipité
de la même couleur, mais beaucoup plus
abondant que par l'alkali volatil.

On voit par le réſultat de ces expériences, que le dépôt ſec contenoit du fer &
une terre attaquable par l'acide le plus
foible : mais on voit auſſi, par la différence
de la quantité des précipités que les deux
alkalis ont produits, que cette diſſolution
contenoit deux terres de nature différente ;
& pour en connoître l'eſpece & les quan-
tités reſpectives, j'ai fait les expériences
ſuivantes.

J'ai pris de la terre précipitée de la diſſolution acéteuſe par l'alkali fixe, & après

chée fur le filtre, je l'ai divifée en deux
deux parties égales.

Une de ces parties a été mife dans un
creufet, & calcinée à un grand feu. Elle a
formé une maffe poreufe, peu concrette &
friable. Je l'ai jetée dans de l'eau ; celle-ci
s'eft échauffée, il y a eu un bouillonne-
ment fenfible. J'ai décanté l'eau, & en ai
verfé de nouvelle jufqu'à ce qu'en jetant
de l'eau de ce lavage dans de l'eau char-
gée d'air fixe, elle n'ait plus blanchi celle-
ci. Jugeant alors que l'eau avoit enlevé
toute la terre calcaire qui pouvoit feule fe
transformer en chaux, j'ai fait deffécher ce
qui reftoit, qui ne pouvoit être que de la
magnéfie ou de la terre alumineufe, &,
comparant fa pefanteur à celle de la portion terreufe que j'avois calcinée, j'ai trouvé qu'elle en faifoit les quatre neuviemes.

J'ai verfé fur cette terre de l'acide vitriolique très-aqueux, &, après avoir concen-
tré la diffolution fur le feu, je l'ai expofée à
l'air libre, & j'ai eu, au bout de quelques
jours, un fel d'epfum fans mélange d'alun ;
d'où il réfulte que cette terre étoit de la
magnéfie pure.

L'autre portion de terre précipitée de la
diffolution acéteufe & édulcorée par le lavage, a été foumife à une autre épreuve
non moins décifive.

Je l'ai diffoute avec de l'acide nitreux ; la diffolution s'eft faite avec efferveſcence, & quand elle a été complette, j'ai verſé dans la diffolution, de l'acide vitriolique. Il s'eft précipité de la félénite, & quand cette précipitation a ceffé totalement, malgré une ſurabondance d'acide vitriolique, j'ai filtré le mélange & laiffé deffécher la félénite fur le filtre.

Je l'ai enfuite rediffoute par l'ébullition dans de l'eau diftillée, puis précipitée de nouveau par l'alkali fixe, & ayant peſé la terre édulcorée & deffechée, & comparé ſon poids à celle de la terre que j'avois miſe en diffolution, j'ai reconnu encore, à peu de choſe près, relativement aux pertes éprouvées par les précipitations & diffolutions réitérées, qu'elle faiſoit les cinq neuviemes du total de la terre précipitée.

L'évaporation de l'autre diffolution juſqu'à ficcité, m'a donné un fel d'epſum, & point d'alun ; nouvelle preuve que cette terre étoit feulement un mélange de magnéfie & de terre calcaire.

Il reftoit à s'affurer de la nature de la terre infoluble qui étoit reftée fur le filtre après la diffolution de la terre martiale par l'acide nitreux. J'ai verſé deffus de l'acide vitriolique, & j'ai eu les mêmes réſultats que m'a donnés l'action de cet acide fur la terre infoluble du dernier dépôt terreux.

Comme j'ai foumis aux mêmes épreuves les dépôts que M. Revillon m'a envoyés, & que toutes ont prouvé que l'eau de Pont-de-Vefle contient de la terre martiale, des terres calcaires & de magnéfie, du fel marin terreux, & un peu d'argile. Comme les obfervations faites à la fource même avec l'eau de chaux, foit par le fimple mélange, foit dans un appareil diftillatoire, ont démontré la préfence de l'air fixe dans cette eau, je fuis autorifé à dire qu'elle doit être mife au rang des eaux martiales, dont les principes font tenus en diffolution par l'intermede de l'acide marin & du gaz ou air fixe. Je puis ajouter qu'elle ne contient aucun fel vitriolique. Les deux expériences dont je vais rendre compte, en forment la démonftration, & viennent à l'appui des réflexions que j'ai faites à l'occafion de la couleur jaune du précipité de la diffolution mercurielle.

J'ai pris une portion du réfidu envoyé par M. Revillon, je l'ai mis dans une cornue de verre, & l'ai arrofé d'huile d'olive. La diftillation auroit dû me donner de l'efprit fulfureux, s'il y eût eu dans ce réfidu quelques fels vitrioliques ; & malgré le plus grand feu, il n'y en a point eu.

J'ai mêlé à parties egales d'alkali fixe &

de charbon pulvérifé., une autre portion
du même réfidu, & j'ai mis le mélange
dans un creufet, que j'ai placé dans le four-
neau de fufion. La matiere ne m'a point
donné de foie de foufre ; nouvelle preuve
que ce réfidu ne contenoit point d'acide
vitriolique ; & que les fubftances minérales qui rendent cette eau intéreffante,
font celles que j'ai reconnues & défignées.
Mais dans quelle proportion s'y trouvent-
elles ? C'eft ce qui me refte à déterminer.

Tous ceux qui ont analyfé des eaux minérales, favent combien la variété des ma-
nipulations & des circonftances dans lefquelles les eaux ont été puifées, rend difficile cette évaluation. Auffi ne prétends-je
pas donner comme invariables les propor-
tions que je vais défigner ; mais pour éviter
l'erreur à ce fujet autant que je l'ai pu, j'ai
calculé avec autant d'exactitude qu'il m'a
été poffible, les différens produits qui n'ont
prefque jamais été les mêmes ; & prenant
une moyenne proportionnelle, j'ai trouvé
que chaque pinte de cette eau, mefure de
Paris, contient :

Sel marin terréo-martial, environ un
grain.

Terre martiale, un grain & $\frac{3}{14}$
Terre calcaire, deux grains & $\frac{2}{14}$
Magnéfie, un grain & $\frac{10}{14}$

Mes expériences fur le réfidu des eaux que j'ai évaporées dans le laboratoire de l'Académie, ne m'ont pas donné la même quantité proportionnelle de fer, que celles que j'ai faites fur les réfidus qui m'ont été envoyés. Je trouve que la terre martiale n'étoit que de treize quatorziemes de grain par pinte; qu'ainfi l'eau, par le tranfport, en avoit perdu quatre quatorziemes, un peu plus d'un quart de grain; ce qui fe rapporte d'une maniere affez précife, à la quantité de dépôt que j'ai trouvé dans les bouteilles.

Les conféquences à déduire de l'analyfe de cette eau, font donc qu'elle ne contient aucune fubftance qui ne foit très-diffoluble dans nos humeurs; que la grande divifion de ces fubftances, que l'intermede qui les tient en diffolution, & fur-tout que l'état du fer qui y eft contenu, rendent cette eau très-précieufe; qu'on peut la mettre au rang des diffolvans apéritifs les plus tempé- rés, des abforbans les moins fatigans, & des diurétiques d'une énergie peu échauf- fante, à raifon de la petite quantité de fel marin terréo-martial qu'elle contient.

Qu'ainfi l'on peut efpérer que ces eaux feront très-efficaces dans tous les cas d'ob- ftruétions naiffantes; toutes les fois qu'on voudra s'oppofer aux progrès des engor-

gemens fourds qui caufent le plus fouvent
l'état nerveux ; toutes les fois qu'on voudra
relever le ton des fibres fans exciter trop
leur jeu, atténuer, délayer & édulcorer la
maffe humorale, & rétablir les fecrétions,
le cours de la bile & des urines, déterminer
& modérer les évacuations périodiques
menftruelles, & arrêter ou diminuer les
pertes en blanc.

Qu'on pourra donc faire prendre cette
eau avec avantage, dans les maladies hif-
tériques & hypocondriaques ; dans les car-
dialgies, qui fouvent accompagnent les
pâles couleurs & les fleurs blanches ; dans
les cachexies, fur-tout dans celles qui ont
pour caufe le développement d'un acide
fpontané ; enfin, qu'elle fera utile dans la
convalefcence des fievres putrides & des
automnales ; mais qu'elle produira plus
d'effets prife fur les lieux, que tranfportée,
à raifon de la quantité de mars qu'elle
perd par le tranfport ; que cependant elle
fera même alors très-avantageufe, puifqu'elle confervera encore prefque autant
de fer que les eaux les plus chargées de ce
principe.

Mais c'eft à l'expérience à juftifier les
efpérances que l'analyfe de cette eau autorife à en concevoir. Ce que je puis dire,
c'eft qu'un ufage foutenu de plufieurs bou-

teilles de cette eau, a déjà, fous mes yeux, calmé des douleurs d'eſtomac habituelles, modéré des pertes en blanc, & rappellé des menſtrues, dont le cours avoit été interrompu depuis pluſieurs mois.

La maniere dont on doit prendre cette eau, eſt par verrées à jeûn, à la quantité d'une ou deux bouteilles, ſuivant l'impreſſion qu'elle fera ſur l'eſtomac. On pourroit, pour en faciliter le paſſage dans les premiers jours, y faire diſſoudre du ſel végétal; on pourroit encore la rendre purgative, par l'addition du ſel d'epſum, & augmenter ſa qualité diurétique par celle d'un gros de nitre purifié par pinte.

Cette eau, employée pour boiſſon ordinaire, aſſociée à un peu de vin, conviendra aux hypocondriaques & aux femmes hyſtériques ou vaporeuſes, ainſi qu'aux convaleſcens.

J'ajouterai, en terminant ce Mémoire, que j'ai analyſé les dépôts trouvés dans les bouteilles, & ramaſſés dans le canal par où s'écoule l'eau de Pont-de-Veſle; que ces dépôts ſont un ochre compoſé preſque entiérement de fer avec un peu de terre calcaire; qu'en traitant ces dépôts avec le flux réductif de M. de Morveau, j'ai eu du fer, & que leur mélange avec de l'alkali fixe & du charbon, n'a point donné de foie de foufre ; nouvelle preuve que l'eau de Pont-de-Vefle eft réellement martiale, & ne contient point de fels vitrioliques.

EXTRAIT des Regiftres de l'Académie des Sciences, Arts & Belles-Lettres de Dijon.

Du 15 Juillet 1779.

MONSIEUR de Morveau, qui avoit été chargé, avec M. Durande, d'examiner l'Analyfe des Eaux de Pont-de-Vefle, donnée par M. Maret, a dit qu'ils ont procédé à cet examen, & qu'ils croient qu'on peut permettre à cet Académicien de prendre la qualité de Secrétaire perpétuel, à la tête de cet Ouvrage.

Ce rapport oüi, cette permiffion a été accordée à M. Maret.

Signé, DE MORVEAU, DURANDE.

EXTRAIT des Regiftres de la Société Royale de Médecine.

Séance du Mardi 27 Juillet 1779.

NOUS avons été chargés par la Société, de lui rendre compte de l'Analyfe de l'Eau de Pont-de-Vefle, ville fituée en Breffe, à environ une lieue de Mâcon, faite par M. Maret notre

Confrere, & Secrétaire perpétuel de l'Académie de Dijon.

L'analyfe exacte d'une eau minérale, eft, comme l'on fait, le travail le plus difficile, & celui qui exige, de la part du Chymifte qui l'entreprend, le plus de foin & le plus de connoiffance. Celle dont nous avons à entretenir aujourd'hui la Société, ne nous paroît manquer en aucun de ces points : le nom feul de l'Auteur fuffit pour en établir la confiance ; & nous ne craignons pas d'avancer que dans cette Analyfe on y reconnoît la touche de l'homme inftruit & exercé.

M. Maret, dans fon Examen de l'eau de Pont-de-Vefle, n'a rien négligé pour acquérir des connoiffances fur la nature de cette eau : il commence d'abord par rendre compte du fite de la fontaine, de la nature du terrein, de fa température, & de fon rapport avec l'eau diftillée ; il continue à obferver les altérations qu'elle reçoit pendant fon expofition à l'air, & s'affure, par plufieurs expériences, que le gaz qu'elle contient, eft de l'air fixe, par la propriété qu'il lui a reconnue de précipiter l'eau de chaux.

Après avoir fait toutes ces expériences préliminaires, M. Maret paffe enfuite à l'action des réactifs, bien convaincu qu'il ne pourra tirer de tous ces effais, que de légeres inductions ; mais pour les rendre plus fructueux, il fe détermine à examiner cette eau prife dans deux états différens, c'eft-à-dire, fur celle qui auroit été récemment puifée, & fur d'autre qui l'auroit été anciennement.

La teinture de noix de galle, l'alkali faturé du bleu de Pruffe, l'huile de tartre, l'alkali volatil,

le firop de violettes, l'huile de chaux, les diffolutions d'argent, de mercure & de favon, ont
été mifes en ufage. La noix de galle, par la
couleur rougeâtre qu'elle a fait prendre à cette
eau récemment puifée, lui a décelé la préfence
du fer, quoique l'alkali faturé ne lui en ait donné
aucun indice : mais on fait que, felon l'état où
le fer fe trouve combiné, il eft des cas où l'alkali pruffien ne produit aucun effet. M. Maret,
porté à croire que cette eau contenoit du fer,
par le changement qu'avoit produit la noix de
galle, a cru devoir le démontrer d'une maniere
plus fenfible. Il a pris une portion de la matiere
ochreufe brunâtre, qui fe précipite pendant fon
féjour dans les bouteilles ; il l'a humectée d'huile ;
& cette matiere ayant été expofée au feu, lui a
fourni du fer attirable à l'aimant. Les autres réactifs l'ont autorifé à penfer qu'il exiftoit dans cette
eau des fels terreux, foit par les précipités qu'il
a obtenus, foit par la diffolution du favon qui
n'a pu fe faire, & qui s'eft coagulée fur-le-champ.

M. Maret, perfuadé, par les réfultats de quelques-uns des réactifs qu'il avoit employés, que
l'eau de Pont-de-Vefle contenoit des fels terreux
& martiaux, réfolut de prendre une idée plus
particuliere de la nature de ces différens fels. La
voie de l'évaporation lui parut le feul moyen
qui pouvoit le conduire à fon but ; mais connoif-
fant auffi combien il lui étoit important, pour
faire une analyfe exacte, d'opérer fur une cer-
taine quantité d'eau, il crut devoir le faire fur
56 pintes, mefure de Paris. Une feule expérience
ne lui fuffit pas : il examina encore 6 gros 19
grains de réfidu de la même eau, qui lui avoit
été envoyée par M. Revillon fils, Docteur en

Médecine à Mâcon ; il eut par-là occasion de s'affurer que fon analyfe étoit exacte, puifqu'en rapprochant, de part & d'autre, fes réfultats, il trouva qu'ils avoient à peu près le même rapport ; ce qui le mit à portée d'évaluer avec affez de précifion, que chaque pinte d'eau de Pont-de-Vefle tenoit en diffolution fel marin terreux, fali par l'ochre, environ 1 grain ; terre martiale, 1 grain $\frac{3}{14}$; terre calcaire, 2 grains $\frac{2}{14}$; magnéfie, 1 grain $\frac{10}{14}$; argile, $\frac{3}{14}$ de grain.

Nous ne parlerons point ici des propriétés médicinales que M. Maret foupçonne dans l'eau de Pont-de-Vefle ; nous efpérons que cet habile Médecin voudra bien nous faire part de fes obfervations fur les différentes maladies auxquelles elles pourront convenir. Mais en ne confidérant cette analyfe que du côté de la Chymie, nous trouvons qu'elle répond parfaitement, par les foins & l'exactitude qui y regnent, à l'idée que nous avons toujours eue de l'Auteur, & qu'elle mérite l'approbation de la Société.

Signé, CORNETTE, BUCQUET.

JE certifie que le préfent rapport eft entiérement conforme à l'original contenu dans les Regiftres de la Société Royale de Médecine, & au jugement de cette Compagnie. *Signé*, VICQ D'AZUR, Secrétaire perpétuel.

Au Louvre, ce 27 Juillet 1779.

www.ingramcontent.com/pod-product-compliance
Lightning Source LLC
Chambersburg PA
CBHW070755220326